L'OPIUM

EN CHINE

ÉTUDE STATISTIQUE ET MORALE

PAR LE DOCTEUR

E. MARTIN

Médecin de la Légation de France à Pékin, médecin-major des armées
Membre de la Société d'Acclimatation
Chevalier de la Légion d'honneur, de l'ordre impérial d'Autriche
et de Charles III d'Espagne

PARIS
GERMER BAILLIÈRE, LIBRAIRE-ÉDITEUR
RUE DE L'ÉCOLE-DE-MÉDECINE, 17

1871

L'OPIUM

EN CHINE

ÉTUDE STATISTIQUE ET MORALE

PARIS. — IMPRIMERIE DE E. MARTINET, RUE MIGNON, 2.

L'OPIUM

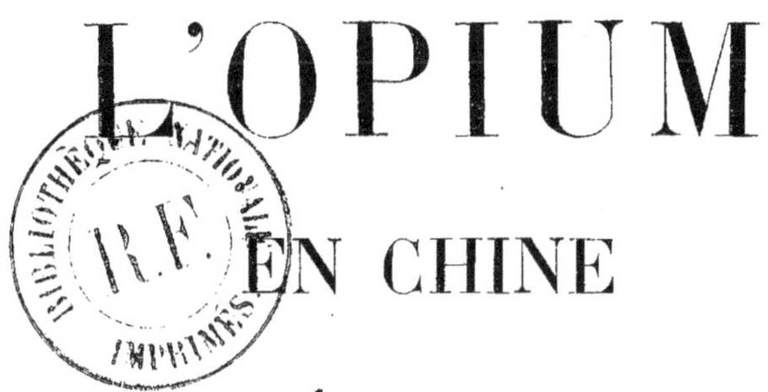

EN CHINE

ÉTUDE STATISTIQUE ET MORALE

PAR LE DOCTEUR

E. MARTIN

Médecin de la Légation de France à Pékin, médecin-major des armées
Membre de la Société d'Acclimatation
Chevalier de la Légion d'honneur, de l'ordre impérial d'Autriche
et de Charles III d'Espagne

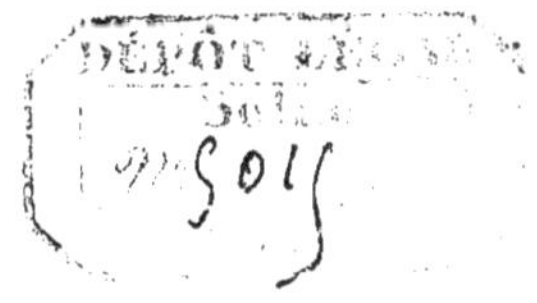

PARIS

GERMER BAILLIÈRE, LIBRAIRE-ÉDITEUR

RUE DE L'ÉCOLE-DE-MÉDECINE, 17

1871

L'OPIUM

EN CHINE

ÉTUDE STATISTIQUE ET MORALE

Il est difficile de fixer d'une façon exacte l'époque où l'opium fit sa première apparition dans l'empire chinois.

Les documents antérieurs au IXe siècle n'en font aucune mention, et c'est seulement vers ce temps qu'il en est parlé comme d'un produit venant d'Arabie.

Vers 1550, on le connaissait à Pékin : c'était chose nouvelle et on n'en soupçonnait pas l'usage (1).

En 1666, il commença à être fumé dans quelques points du littoral, tels que Macao, Canton, etc. Ce n'est

(1) En arabe, l'opium s'appelle *Oh-fiou,* d'où les Chinois ont fait *A-fou-iung.*

Aujourd'hui, en dialecte cantonnais, il se nomme *A-pien,* mot qui s'approche d'opium.

Les caractères chinois traduits signifient (*ien-pien, yen*) tabac, fragment de corbeau, à cause de l'aspect noir de l'extrait.

Le prix maximum d'opium indien qu'un Chinois fume est évalué à 7 tiaos (5 francs environ) par jour ; le minimum, une demi-piastre (2 fr. 50).

Le prix minimum de l'opium indigène consommé par jour est de 1 franc ; le minimum, 50 centimes.

guère que vers 1740 qu'il fut introduit définitivement en Chine.

Durant une période assez longue, il resta le triste privilége de quelques ports du littoral, lorsque, vers la fin du XVIIe siècle, son importation s'accrut subitement. En 1767, la consommation annuelle était déjà de 1000 caisses de plus de 100 livres chacune.

De 1799 à 1800, les chargements des Indes à destination de Canton s'élevaient à 4054 caisses. Jusqu'en 1829, ces quantités restent à peu près stationnaires. Mais, à partir de là, elles grandissent et montent ainsi qu'il suit :

De 1829 à 1830............	16 877 caisses.
De 1839 à 1840............	20 619 —
De 1849 à 1850............	52 925 —
De 1854 à 1855............	78 354 —

En 1855, la progression se ralentit : nous en expliquerons les causes ; voyons d'abord les chiffres.

De 1855 à 1856............	62 427 caisses.
De 1856 à 1857............	66 305 —
De 1857 à 1858............	68 003 —
De 1858 à 1859............	74 707 —
De 1859 à 1860............	54 863 —
De 1860 à 1861............	59 405 —
De 1861 à 1862..	60 012 —
De 1862 à 1863............	75 331 —
De 1863 à 1864............	62 025 —
De 1864 à 1865............	75 128 —
De 1865 à 1866............	76 863 —

Ce ralentissement dans la marche de l'importation

dépend de ce que la production indigène grandit elle-même chaque jour, si bien qu'aujourd'hui elle surpasse les envois de l'Inde (1).

Dans une brochure récemment publiée par MM. Stanislas Jullien et Champion, nous lisons cette phrase : « Les habitants du céleste empire ont abandonné la cul- » ture du pavot. »

Or, c'est justement le fait contraire qui se produit et qui explique la décroissance de l'importation, ainsi que nous nous proposons de le démontrer.

Reprenons la question d'un peu plus haut. Vers 1839 ou 1840, Lin, vice-roi de Canton, ennemi juré de l'opium, entreprit contre lui une croisade acharnée. En une fois, il en fit détruire vingt mille caisses (2).

C'est alors qu'éclata la guerre qui, depuis, est connue sous le nom de guerre de l'opium.

Mais les trafiquants anglais ne s'en tinrent pas là : ils construisirent des bateaux fixes (*receiving ships*) qui, pour ne pas éveiller l'attention des autorités chinoises, se tenaient à une faible distance des ports, et, à la faveur de la nuit, livraient la marchandise prohibée à des barques de contrebande montées par des commerçants alléchés par l'appât d'un gain fort lucratif. La vente se faisait toujours au comptant.

(1) Rapport des délégués de la Chambre de commerce de Shanghaï (p. 24, 1869).

(2) On les brûla avec de la chaux vive.

Peu à peu, afin de faciliter la diffusion de la drogue, on inventa de nouveaux stratagèmes : on la désigna sous le nom de *ian-io* (médecine étrangère), et, grâce à cette rubrique, elle fit de libres progrès dans la consommation.

C'est en 1857 qu'eut lieu le bombardement de Canton, qui valut à lord Palmerston un blâme si énergique de la part de la chambre des communes, ayant alors à sa tête Cobden et Milne Gibson, tous deux défendant hautement les droits de l'humanité.

En 1856, lord Elgin conseilla au gouvernement chinois la légalisation de la vente de l'opium : « Puisque, disait le noble lord, vous ne parvenez pas à empêcher la vente, faites-en au moins profiter le trésor : taxez-la. » C'était, du reste, répéter l'avis de sir F. Davis, ex-gouverneur de Hong-Hong, dans une conférence qu'il avait eue avec le commissaire impérial à Canton. Seulement, sir Davis se plaçait à un autre point de vue que lord Elgin ; il proposait la taxation, afin d'empêcher la sortie du numéraire, chose qui alarmait le gouvernement chinois et constituait un grief aussi fort que le danger de la fatale drogue pour la santé publique.

Cette vue d'économie politique fut d'abord rejetée comme indigne d'un gouvernement qui se prétendait, en définitive, assez fort pour assurer le triomphe de la prohibition par la seule puissance de la pénalité, si ce n'est par le prestige qu'il exerce aux yeux de la nation.

Cependant l'opium se vit bientôt soumis à un droit de douane de 30 pour 100.

L'article 3 des règlements commerciaux (traité de Tieutsin) est ainsi conçu :

« L'opium payera 30 taëls par picul de droit d'entrée dans l'intérieur où il ne pourra être transporté que par les Chinois : le négociant européen ne sera point autorisé à l'accompagner, et celui qui, en vertu de l'article 8 du traité de Tieutsin, est autorisé à se rendre dans les provinces avec un passe-port, afin d'y trafiquer, ne peut faire le commerce de l'opium. »

Concurremment à la légalisation de la vente, les peines les plus sévères furent édictées contre la culture du pavot.

Édits impériaux, ordonnances des vice-rois, proclamation des mandarins, tout fut mis en œuvre. En 1860, le Code enregistre la peine de mort contre tout cultivateur d'opium ; mais cela n'empêche pas la province du Set-Chuen de se couvrir de pavots. Bientôt le Yu-nan et le Kan-Sou l'imitent.

Le Shan-Si ne reste pas très-longtemps en arrière : la culture gagne le Shen-Si où elle est un instant entravée par les invasions des rebelles Nien-fé.

En 1867, à la mort du vice-roi Loo, les paysans cultivateurs se cachèrent moins. Un édit impérial fut proclamé, et le nouveau vice-roi du Set-Chuen le fit suivre d'une proclamation non moins sévère. Mais les autorités subalternes n'en continuèrent pas moins à fermer les yeux sur un fait qui pour elles était la source de grands profits. Plus la prohibition affectait de rigueurs, et plus les bénéfices étaient productifs. Car les taxes régulièrement perçues et contrôlées finissaient par laisser le champ libre à la contrebande qui n'existe plus guère que de nom.

Enfin, aujourd'hui, la culture de l'opium s'est étendue aux provinces de Yunan, Set-Chuen, Kouitchou, Honan, Hou-pe, Kian-si, Shan-ton, Shan-si, Shen-si, Kan-Son. Le territoire de l'empire comprend dix-huit provinces : c'est donc plus de la moitié déjà envahie, et si l'on ajoute le Tche-li et la Mandchourie, il nous sera permis d'avancer que la culture du pavot est devenue générale dans l'empire chinois (1).

Comment expliquer une extension aussi rapide ? Dans le principe, les graines importées étaient de qualité inférieure, et les Chinois étaient fort inexperts dans la culture du pavot : il en résultait un rendement insuffisant et un produit imparfait. Peu à peu les marchands chinois se décidèrent à aller eux-mêmes aux Indes : ils en rapportèrent de bonnes semences et de saines notions agronomiques. Du reste le climat et le sol des contrées méridionales de la Chine se prêtaient merveilleusement à l'acclimatation et à l'amélioration du pavot.

(1) Les rapports de la douane (1867, p. 2) en fournissent la preuve.

Actuellement, deux récoltes annuelles sont certaines : quelquefois on peut en obtenir trois. La culture du froment et des légumineuses (haricots, etc., etc.) n'en est pas du reste compromise : on alterne. Lorsque la récolte de la solanée est terminée, on irrigue le sol, et le riz lui succède. Cette récolte est en outre des plus faciles et des moins laborieuses. Elle est confiée aux enfants qui, le matin, s'en vont faire l'incision des capsules, puis, cette opération terminée, retournent chez eux pour revenir le soir aux champs et rapporter le suc, qui a distillé pendant la journée dans des vases placés au pied de chaque tige. Celle-ci sert de combustible après avoir été séchée, et la semence du fruit est employée comme aliment, car elle n'a pas de propriétés toxiques. Le pavot est donc d'un excellent rapport pour le paysan chinois.

Lorsque l'opium de Patna fut introduit à Canton, pour de là pénétrer dans les provinces du Sud, vers 1821, sous le règne de Tao-Kouan, son prix en argent était double de son poids. Il était coupé par tranches minces, inséré dans du papier et roulé en forme de cigarettes. Les Chinois regardaient cela comme une invention étrangère. Ils y prirent promptement goût, et comme son prix allait toujours en augmentant, les marchands s'ingénièrent, et ils résolurent, comme nous l'avons vu, d'envoyer dans les Indes anglaises des cultivateurs compétents pour rapporter la graine et étudier sur place la pratique agronomique.

Le succès couronna bientôt les efforts. L'opium indien eut dès lors à soutenir une lutte sérieuse avec l'opium chinois, et bien qu'en qualité il surpasse et surpassera probablement toujours son rival, la différence de prix amena pour conséquence forcée la décroissance de l'importation.

Nous ne nous étendrons guère davantage sur ces aperçus rétrospectifs : l'intérêt de la question au point de vue du commerce des grandes nations est aujourd'hui dominé par le point de vue philosophique et moral. Cela est si vrai que l'opinion, en Angleterre, ne s'alarme nullement de la diminution progressive d'une source de revenus jusqu'ici si abondante et qu'elle eût pu relever, si on s'y fût sérieusement appliqué. Lorsque, il y a dix ans à peine, cette question était l'objet de discussions graves au sein des assemblées politiques, presque toutes les voix s'élevaient pour le maintien du protectionnisme réclamé par la chute imminente du commerce indien.

Les philanthropes eux-mêmes intervinrent pour proclamer l'innocuité et jusqu'à l'utilité elle-même de la drogue : l'autorité de la science fut invoquée, et si nous rappelons ces faits de nos jours désavoués par les Anglais eux-mêmes, c'est pour leur opposer les nobles protestations qui se firent entendre dans ce regrettable concert.

Aussi la tradition des Wilberforce, des Brougham,

des John Stuart Mill a-t-elle porté ses fruits : il est certain que, dans ces mêmes assemblées où l'opium était autrefois presque unanimement défendu, on trouverait difficilement aujourd'hui quelques voix qui lui fussent favorables (1).

Nous pouvons affirmer que les négociants américains de Canton se refusent à faire le commerce du produit et même à le prendre comme fret. Il est donc à présumer qu'un jour viendra où tout le commerce sera tombé aux mains des Chinois, et que la concurrence entre l'importation indienne et la culture locale sera anéantie. C'est alors que la nation anglaise aura bien mérité de la philanthropie, sans que d'ailleurs ses intérêts dans l'Inde soient sacrifiés, parce que son génie industriel et commercial aura su trouver d'ici là une source de revenus à substituer à celle de l'opium.

Peut-on établir des calculs statistiques relatifs à l'étendue du fléau? Quelques travaux ont été entrepris dans cette voie. Le docteur Libermann a publié une intéressante monographie sur ce sujet : attaché au corps expé-

(1) Les détracteurs parlaient surtout au nom de la morale : les partisans se contentaient de nier les funestes effets imputés à la drogue. Parmi les premiers, nous citerons le comte de Shaftesbury, M. Wels William, etc., etc... : le docteur Hobson en est partisan. M. S. de Mas, ministre d'Espagne, a écrit en 1861 un livre sur la Chine dans lequel il défend l'opium, à propos duquel il fournit des données statistiques fort erronées. Cependant, en 1868, ayant eu l'honneur de nous entretenir avec lui de ce sujet, nous avons pu voir combien l'intelligent ministre avait modifié son opinion, d'après les nombreux exemples de nocuité qu'il avait observés.

ditionnaire français lors de la dernière guerre faite avec les Anglais, il a vu et observé à Tientsin et à Pékin un grand nombre de fumeurs. Il évalue de 6 à 8 millions le chiffre des adeptes de l'opium en Chine. Mais si cette supputation s'appuie sur des relevés officiels, ceux-ci ont dû changer beaucoup. Ainsi que nous l'avons fait voir, les expéditions qui viennent de l'Inde ont décru : mais la production indigène s'est élevée à des proportions hors de toute comparaison avec cette décroissance dans l'importation. De plus, une autre provenance a surgi : depuis quelque temps, il sort chaque année, des divers ports du golfe Persique, 1500 caisses de 73 kilogrammes chacune. Cet opium se rend à Batavia pour être ensuite porté sur la côte chinoise. Comme on le voit, il est fort difficile d'arriver à une évaluation précise du chiffre de la consommation. Ce n'est évidemment pas à l'administration chinoise qu'il faut s'adresser pour être éclairé sur ce point. Les mandarins des provinces, qui protégent secrètement l'exploitation, connaissent sans doute la vérité ; mais, se trouvant eux-mêmes en dehors de la légalité, ils se gardent bien de fournir des renseignements qui seraient l'aveu implicite de leur connivence. Leur vénalité est une source de trop immenses bénéfices pour qu'ils songent à seconder les efforts prohibitifs de leur gouvernement.

La perception régulière des droits de douane, le contrôle du trafic, exercé par des établissements patentés, sont autant de sanctions à l'accroissement et à l'expansion de la drogue (1).

Le rapport des délégués de la chambre du commerce de Schang-haï mentionne qu'au Set-Chuen la consommation est générale et s'étend même jusqu'aux populations des campagnes. D'après le même rapport, il y a huit hommes sur dix et cinq femmes sur dix qui prennent l'opium : ce qui fait les trois quarts de la population adulte livrés à ce vice. Or, il y a dix provinces sur dix-huit où, en raison de la culture indigène, il est permis d'admettre que l'usage est encore plus répandu. Quant aux huit autres, nous sommes au-dessous de la vérité en admettant qu'un tiers des gens fume.

En dernière analyse, plus de la moitié du peuple chinois est adonnée à l'abrutissante drogue (2).

Un représentant d'une des puissances étrangères à Pékin s'entretenait un jour de cette question avec l'un des plus intelligents ministres de la cour : « Le gouvernement impérial, disait ce dernier, tolère la culture de l'opium ; on ne saurait en disconvenir : mais son but est d'anéantir par la concurrence l'importation des Indes. Ce résultat une fois obtenu, les efforts se tourneront alors du côté de la culture locale qu'on arrivera peu à peu à détruire à son tour. »

(1) Le père Huc dit que, pendant son séjour en Chine, il n'a pas rencontré un seul tribunal où on ne fumât l'opium ouvertement et impunément.

(2) On voit combien nous différons d'avis avec M. Sinibaldo de Mas, qui, dans son ouvrage sur la Chine, admet 1 ou 2 fumeurs sur 100 personnes.

Voilà l'illusion dont se paye l'administration à l'égard d'un fléau qui grandit chaque jour ; et ce qui prouve son insuffisance, c'est ce qui se passe à Pékin même. On pourrait, en effet, penser que dans la capitale de l'empire, où la surveillance est facile, et près de ce palais où se sanctionnent périodiquement les sentences de mort contre les infractions que punit la loi, on pourrait croire, disons-nous, la pratique de la drogue moins répandue que dans d'autres endroits. Il n'en est cependant rien.

Voici les chiffres de l'importation à Tientsin pendant les sept dernières années ; nous les extrayons des rapports de la douane.

1863....................	3714 piculs (1).
1864....................	2804
1865....................	5561
1866....................	9162
1867....................	7894
1868....................	7428 (2)
1869....................	5422

Bien que la population tientsinoise use largement de la drogue, on ne peut prétendre qu'elle consomme tous les arrivages. Une partie entre donc à Pékin, qui re-

(1) 1 picul = 60 kil. 300 grammes.

(2) Le revenu de la douane afférent à l'opium s'élève, cette année 1868, à 3 889 318 taëls (environ 32 millions de francs). Son revenu total était de 9 425 655 (près de 76 millions de francs). Donc l'opium à lui seul fournit plus d'un tiers du revenu de la douane.

D'autre part, l'opium est imposé de 30 taëls par picul. Le prix d'un picul d'opium est en moyenne de 500 taëls (près de 4000 francs). Donc la drogue est imposée d'à peu près 6 pour 100 du capital qui représente sa valeur marchande.

çoit en outre l'opium de Mandchourie, comme le prouve cet extrait que nous traduisons du rapport annuel du commerce de Newchang pour 1867.

« L'opium, dit ce rapport, est caractérisé cette année par une faible baisse; mais c'est sans importance. Il semble qu'on doit en rapporter la cause à l'ouverture du port de Ying-tsu au commerce étranger; du reste le nombre des fumeurs a triplé. Dans un petit village du district montagneux de Feng-tien, il y a déjà 4 à 5 acres livrés à la culture du pavot. Or, 1 acre rapporte 200 taëls d'opium. Plus au nord, près de la ville mongole de Po-li-tien, sa culture est encore plus répandue, mais le rendement est moindre. A Kirin, le sol presque tout entier en est couvert. Au marché de la ville, on en apporte annuellement plus de 300 piculs, ce qui préjudicie au commerce indien, puisque cet opium indigène vaut vingt fois moins cher que le produit anglais. »

Est-il possible de déterminer le chiffre de la consommation dans la capitale de l'empire? Voici notre sentiment sur ce point. Tandis que depuis nombre d'années, et dans toute la Chine, la pratique s'est graduellement affranchie des entraves de la prohibition légale, elle n'a pas délaissé autant ses allures clandestines à Pékin. Ce n'est que plus lentement qu'elle s'est fait jour. Dans le principe, on se cachait par crainte du châtiment. A la crainte a succédé le sentiment de la honte, car la plupart savent qu'ils font mal. Les opium-shops florissaient depuis longtemps dans les grands centres du littoral, tandis qu'à Pékin les restaurants, les barbiers, les lupanars étaient encore des établissements recélant les instruments prohibés derrière la marchandise patentée. Aujourd'hui le pas est franchi. Pékin renferme des opium-shops. Ces boutiques, à défaut d'enseignes, se distinguent aisément, par leur bonne tenue et leur élégance, des autres établissements de commerce généralement assez négligés. Sur beaucoup d'entre elles, on peut voir écrite cette rubrique mensongère : *Boutique à remèdes* (*Yan-iao-pou*).

La vente de la drogue se généralise chaque année de plus en plus. Il y a quatre ans l'administration la tolérait, à l'heure qu'il est elle l'autorise ; l'octroi même perçoit un droit qui, du reste, est peu productif, car une grande partie entre en contrebande. Nous avons vu le matin, au point du jour, des ballots franchir la muraille de la ville. C'était de l'opium qu'on faisait ainsi passer frauduleusement, non comme chose défendue, mais pour le soustraire aux droits d'octroi. Comment se renseigner vis-à-vis de circonstances semblables ? Car si, d'un côté, les éléments statistiques font défaut, puisque la contrebande est une des voies d'entrée de la majeure partie de l'opium à Pékin, d'autre part la société chinoise est inaccessible aux étrangers. Si quelques relations existent, elles sont bien superficielles et insuffisantes à produire la lumière sur ce sujet.

Les savants et les observateurs européens ne manquent

pas à Pékin ; mais leurs investigations, quelque aidées qu'elles puissent être par la connaissance de la langue, ne franchissent jamais le seuil des habitations. Le temps des missionnaires admis à la cour n'est plus. Procéder par surprise est chose impraticable : tout fumeur a conscience qu'il commet une action préjudiciable à sa bourse et à sa santé. Le questionner est une indiscrétion : tout au plus protestera-t-il. Il en est quelques-uns, peu enracinés encore dans le vice, qui cherchent auprès des médecins européens des conseils et des remèdes ; mais ils sont en petit nombre : ils appartiennent aux classes inférieures, et, n'ayant pas le ressort que donne l'éducation, ils délaissent bientôt les conseils, se défient d'ailleurs d'une médication qui n'agit pas immédiatement, et puis reprennent leurs anciennes habitudes. S'il s'agit d'un fumeur de la classe des lettrés, il peut être sollicité par le désir de s'arrêter sur la pente fatale au bas de laquelle il voit le sacrifice de sa santé, de son honneur et de sa fortune. Mais celui-là ne recourra jamais aux avis des médicastres, ses compatriotes, de la compétence desquels il se défie ; et le respect humain lui interdit d'avouer son vice aux médecins étrangers. Le prévient-on, il se défend ; si l'on insiste, il nie et peut s'en offenser. Bien que des calculs aient été sur ce point fournis par quelques auteurs, nous nous abstiendrons de les rapporter : les bases de contrôle nous faisant défaut, nous ne les discuterons point. Du reste, cette donnée numérique n'est que secondaire : il suffit d'avoir constaté d'une façon irréfutable non-seulement l'existence du mal, mais encore sa diffusion et ses progrès.

Nous n'entrerons pas ici dans des considérations d'ordre médical : les effets de l'opium sur l'organisme humain ont été étudiés par beaucoup d'observateurs. Cependant, le narcotisme chinois n'a-t-il rien qui lui soit particulier? L'idiosyncrasie physique et morale de ce peuple ne lui imprime-t-elle pas une physionomie à part et qu'il serait intéressant de mettre en relief? Dans son consciencieux travail, le docteur Libermann indique comme terminaison ordinaire du narcotisme chronique l'aliénation mentale (1), la paralysie progressive et le ramollissement cérébral; il fait l'énumération des symptômes classiques de l'affection, puis relatant les cas qu'il a pu observer, il en montre un dans lequel le délire chronique s'est manifesté ; il ajoute, en terminant, que le délire aigu est rare et donne le chiffre de 21 sur les 92 cas qu'il a pu observer.

Cette rareté du délire aigu, bien démontrée par cet observateur, est conforme à ce que nous avons observé nous-même, et nous croyons devoir l'attribuer à la spécificité originelle du système nerveux, à son peu d'irritabilité, en un mot, à l'idiosyncrasie propre à la race jaune. Les remarques générales qu'il nous a été donné

(1) D'après cet auteur, le chiffre des suicides à la suite de l'abus de l'opium dépasse celui que les autres causes fournissent.

de faire, les opérations chirurgicales que nous avons pratiquées et vu pratiquer par d'autres confirment cette opinion. Abordons maintenant la question d'hygiène, en commençant par les procédés curatifs. Ceux-ci ne sont que d'une faible efficacité contre un fléau de cette espèce. Nous connaissons le zèle louable des médecins étrangers et notamment des praticiens anglais qui ont entrepris un grand nombre de guérisons suivies assez souvent de succès. Mais que sont ces succès en comparaison de l'intensité et de l'étendue croissante du mal? Est-il possible de poursuivre la plaie jusqu'au cœur de l'Empire? Car nous savons que, depuis trois années, l'usage de l'opium s'est sensiblement répandu dans les classes moyennes de la société pékinoise. A quoi cela tient-il? C'est que jusqu'en 1867 il n'entrait dans la capitale que de l'opium indien; mais depuis qu'on y reçoit celui de la Mandchourie, coûtant vingt fois moins, la drogue est devenue à la portée de presque toutes les bourses.

Lorsqu'un Européen voyage à travers les provinces, les habitants ne manquent jamais de lui demander une médecine contre l'opium, et cela nous est arrivé à nous-même dans nos excursions en Mongolie. Mais il faudrait à cette affection un remède prompt : le Chinois n'en tolère pas d'autres. Or ce remède n'existe pas : le café et l'asa fœtida n'agissent que lentement. Donner le conseil de diminuer progressivement la dose d'opium est certainement chose efficace, mais fort aléatoire dans ses résultats. Reste alors le recours à l'hygiène préventive. Examinons-la et voyons ce qu'elle peut produire dans l'avenir : puisqu'il s'agit d'un mal social, c'est à l'hygiène publique qu'il appartient de tenter des efforts pour le déraciner. Or, que fait le gouvernement qui a charge de cette initiative, parce qu'il a entre les mains le pouvoir et la force de mettre en action ces ressources de l'hygiène publique qui contribuent si puissamment aux progrès chez les nations civilisées? Que fait-il, lui qui s'intitule le père et la mère du peuple ? Dans le principe, la peine de mort fut édictée, procédé sans doute peu paternel, mais en harmonie avec l'esprit de la législation du pays. Au surplus, nous ne voudrions pas affirmer qu'il y ait des exemples d'application de cette peine : c'eût été vraiment un commencement d'extinction de la race chinoise. La peine édictée, le fléau continue à grandir.

L'autorité, cédant aux suggestions d'un ambassadeur anglais, légalise la vente du poison : elle croit qu'il est de la sorte frappé d'impuissance. Mais tous ces agissements, toutes ces espérances n'aboutissent à rien. Pendant ce temps, le sol chinois continue à se couvrir de pavots : le nombre des adeptes grandit, et avec lui les illusions du gouvernement qui voit arriver l'instant où l'importation anéantie entraînera en même temps et la ruine de la culture et le mal qu'elle engendre.

L'heure a sonné de la révision des traités entre la Chine

et les puissances étrangères. L'Angleterre commence. Le droit de 30 pour 100 (taëls) est porté à 50. Peut-être le gouvernement va-t-il recueillir le fruit des bons avis de lord Elgin. Incontestablement l'importation indienne ne peut manquer de ressentir le contre-coup de l'augmentation du tarif. Mais le commerce anglais laisse faire sans chercher à réagir lui-même, et pourtant c'est une question d'un grand intérêt pour lui : car, par quel autre article remplacera-t-il l'opium? Il se verra forcé de solder en numéraire les 400 millions de francs représentant le prix d'achat du thé et de la soie jusqu'ici échangés contre l'opium.

Ainsi, maître de la situation, le gouvernement chinois va-t-il procéder à des mesures destructives d'un mal désormais à sa portée? Mais, pour y arriver, il lui faut l'appui, le zèle même des autorités provinciales. S'y prêteront-elles ? voudront-elles appuyer ces mesures qui tariront une source de revenus immenses pour elles?

Si, malgré ses efforts, il se voit impuissant, il pourra tenter un procédé que l'hygiène publique offre aux gouvernements : nous voulons parler des procédés moraux. Il est difficile d'affirmer que l'administration eût plus sagement agi en commençant par eux. Mais nous sommes certain que ce sont les seuls qui puissent sauver la situation. Citons un passage que nous traduisons d'un livre publié à Londres en 1856, ayant pour titre : *Les Chinois et leurs rébellions*, et pour auteur M. Th. Mea-

dows, mort il y a quelques années, consul de S. M. Britannique en Chine, et qui jouissait parmi les Chinois eux-mêmes d'une haute réputation de savoir : « Lorsque
» l'opium aurait perdu le charme qui s'attache à une
» chose prohibée et de grand luxe, la folie d'user d'une
» si pernicieuse drogue deviendrait bientôt évidente à un
» peuple raisonnable et sobre, surtout si son usage était
» un motif d'exclusion des emplois officiels, chose qui est
» la source des plus ardents désirs de tout Chinois. »

Ces paroles, qui contredisent si heureusement les opinions contenues dans les discours de certains philosophes anglais de l'ancienne école, s'adressent surtout à la classe des lettrés, c'est-à-dire à l'élite sinon morale, au moins intellectuelle de la nation.

Les mandarins les écouteront-ils ? Au-dessus des considérations d'argent et de jouissances dégradantes, sauront-ils placer leur santé, leur dignité, leur honneur et finalement l'avenir de la Chine, si tant est que les malheurs qui, depuis plus d'un siècle, s'acharnent contre ce peuple ne soient pas des symptômes prophétiques d'une chute prochaine, et si ses forces vitales ne sont pas atteintes au point de rendre la régénération impossible ?

Car ces mandarins ne se bornent pas à un rôle passif. Fumeurs eux-mêmes, ils donnent un exemple qui emprunte une force nouvelle à l'autorité morale dont ils jouissent vis-à-vis des classes inférieures.

Au palais impérial, de hauts dignitaires, des princes,

les eunuques fument, et ces derniers, pour le dire en passant, sont en assez grande faveur aujourd'hui. L'empereur Ton-cheu, père du souverain actuellement régnant, fumait l'opium ; il est mort jeune, et son fils, au dire des Chinois, ne semble pas jouir d'une bonne santé.

Le vice de l'usage de l'opium est-il héréditaire, et la génération présente en a-t-elle reçu les stigmates? Théoriquement, la réponse n'est pas douteuse, si on invoque l'analogie qu'il y a entre l'alcoolisme et le narcotisme. Pourtant nous nous abstiendrons d'affirmer que le fait existe déjà en Chine, et nous ne nous autoriserons pas de l'extension du nombre des fumeurs pour en inférer que si, dans une même famille, le père et le fils fument, cela tient à cette loi de transmission si fatale dans certaines affections telles que la phthisie, la folie, etc.

L'influence de l'exemple peut tout aussi bien être invoquée, et il est assez difficile, en présence de causes coexistant dans le principe, de décider si elles ont agi simultanément, ou de fixer la part qui revient à chacune, ou enfin s'il n'y en a réellement qu'une seule qui ait été efficiente ; en un mot, l'exemple, dont la portée morale n'est pas contestable, conduit à établir deux catégories pour les vices héréditaires : dans la première se rangeront ceux qui reçoivent toute leur virtualité des conditions organiques ; dans la seconde ceux où l'élément moral viendra se superposer au fait originel ; à cette catégorie se rattachent l'alcoolisme et le narcotisme. Ces réflexions nous commandent donc toute réserve au sujet de la question de l'hérédité du narcotisme.

Examinons maintenant la question de savoir si la génération présente a déjà reçu l'empreinte de ce vice. Y a-t-il, en un mot, hérédité morbide? Le lymphatisme, qui est la dominante de la constitution organique du Chinois, a-t-il toujours été aussi accentué que nous le voyons aujourd'hui ? Le scrofulisme, si répandu partout, doit-il être mis sur le compte de la pratique incriminée?

Sans comporter les mêmes incertitudes que la précédente, cette question offre elle-même des difficultés sérieuses. Il n'est pas douteux que les altérations résultant de l'empoisonnement par l'opium se transmettent suivant les lois que nous rappelions il y a un instant, mais elles n'ont pas été jusqu'à présent soumises à un examen qui établisse clairement une corrélation entre la cause spécifique et les effets. Le narcotisme offre un ensemble de symptômes cliniques assez tranchés pour qu'on ne le confonde pas avec l'alcoolisme, qui cependant s'en rapproche le plus. D'autre part, le scrofulisme est une expression assez indéterminée et dont les manifestations sont aussi variables dans leur siége que dans leur intensité. L'être qui en est affecté implique qu'il y a eu viciation de la part de l'un ou des deux éléments générateurs ; mais, dans l'état actuel de la science, on ne peut encore rien apercevoir qui puisse faire remonter de la spécificité de l'effet à la spécialité de la cause.

Si, comme cela n'est guère douteux, la Chine a eu une époque de véritable splendeur ; si, comme ses écrivains le prétendent, il fut un temps où elle ne connaissait pas la misère, ou si elle avait une organisation politique et sociale qui lui permettait des remèdes prompts et efficaces, on doit logiquement admettre que le scrofulisme est de date récente. Il n'y a, il est vrai, aucun document pour éclairer ce problème. Ce ne sont pas les livres chinois qu'il faut interroger sur ce point. Les relations des voyageurs, les lettres édifiantes, Marco Polo, sont muets ; tous s'occupent des questions religieuses, politiques et commerciales. Il y a cependant assez lieu de croire que le concert d'admiration n'eût pas été aussi unanime, si la Chine d'il y a cent ans avait ressemblé à ce que nous la voyons aujourd'hui. Mais les rébellions, les luttes intestines, la piraterie, ont fini par amener d'horribles famines ; la misère est devenue un mal chronique, et les classes inférieures de la nation en ont été les premières victimes. Le narcotisme ne nous paraît donc pas responsable d'une modalité organique qu'il a sans doute exagérée et qu'il est destiné à activer de plus en plus dans l'avenir. Dès lors, nous n'insisterons pas sur les présomptions relatives à l'hérédité morbide; toute conclusion serait prématurée. Nous sommes pourtant convaincus que le narcotisme a fait de sérieux ravages dans ce pays, sans qu'on doive le rendre responsable des dégradations physiques qu'on rencontre si fréquemment.

Depuis bientôt un siècle que la fumée d'opium est devenue une pratique nationale, elle est restée à peu près limitée aux classes aisées dont l'hygiène a pu contrebalancer les effets pernicieux de la drogue. Mais quand celle-ci aura envahi la masse du peuple dont la résistance organique est insuffisante en raison de son extrême pauvreté, les conséquences se généraliseront, et il est impossible de nier que la consommation fasse tous les jours de sensibles progrès.

Sans doute, le gouvernement, quelque faible qu'il soit, est cependant responsable de tant de maux. Il est responsable de l'appauvrissement du pays, dû à la sortie d'une énorme quantité de numéraire (400 millions de francs par an); il est responsable de la dégradation physique et morale imprimée à la génération présente; il est responsable, enfin, de l'avenir des générations suivantes qui recueilleront la fatale transmission d'un vice héréditaire.

Mais, d'un autre côté, les Chinois ne sont pas les premiers coupables.

L'opium constitue un grief légitime contre les Européens : puisse ce grief n'être pas éternel !

Paris, 1er septembre 1871.

PARIS. — IMPRIMERIE DE E. MARTINET, RUE MIGNON, 2.

www.ingramcontent.com/pod-product-compliance
Lightning Source LLC
LaVergne TN
LVHW052020160826
845678LV00003B/1123

9782329649504